Para mis hijos: Àlvaro, Gonzalo y Rodrigo
De ellos he recuperado la esencia de la niñez:
ilusión, alegría, felicidad, frescura, creatividad,
imaginación y amor, mucho amor.

Gracias por darme tanto

Primera edición: febrero 2016, Barcelona

© Autora, Cristina García García

© Ilustradora, Cristina García García

ISBN: 978-1530183067

Diseño de cubiertas, Cristina García García

Contacto: emotionsintelligent@gmail.com

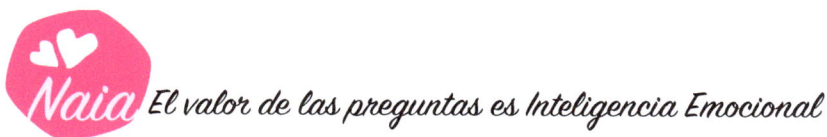

El valor de las preguntas es Inteligencia Emocional

Colección :   Naia Pregunta

Libro: Naia y las hortalizas

Estamos demasiado acostumbrados a aceptar como conocimiento propio, aquello que los demás nos dicen.

Desde nuestra infancia el sistema de aprendizaje se basa en escuchar y repetir ideas y conceptos que otras personas creen a bien enseñar.

La colección "Naia Pregunta" se basa en el concepto del auto aprendizaje a través de las preguntas.

De forma única y personal cada niño buscará la respuesta en su interior. Conocimientos almacenados y adquiridos, en gran mayoría de forma inconsciente, a través de la observación y las vivencias experimentadas hasta ese momento.

Al buscar las respuestas, hará un ejercicio de chequeo interno: asociará ideas, realizará sus propias valoraciones, permanecerá atento a sus descubrimientos, etc.

La colección "Naia pregunta" pretende ser un punto de partida, un empujoncito, para despertar en esas mentes prodigiosas la satisfacción de aprender por uno mismo; conectando ideas y pensamientos, convirtiéndose en el motor de su propio aprendizaje.

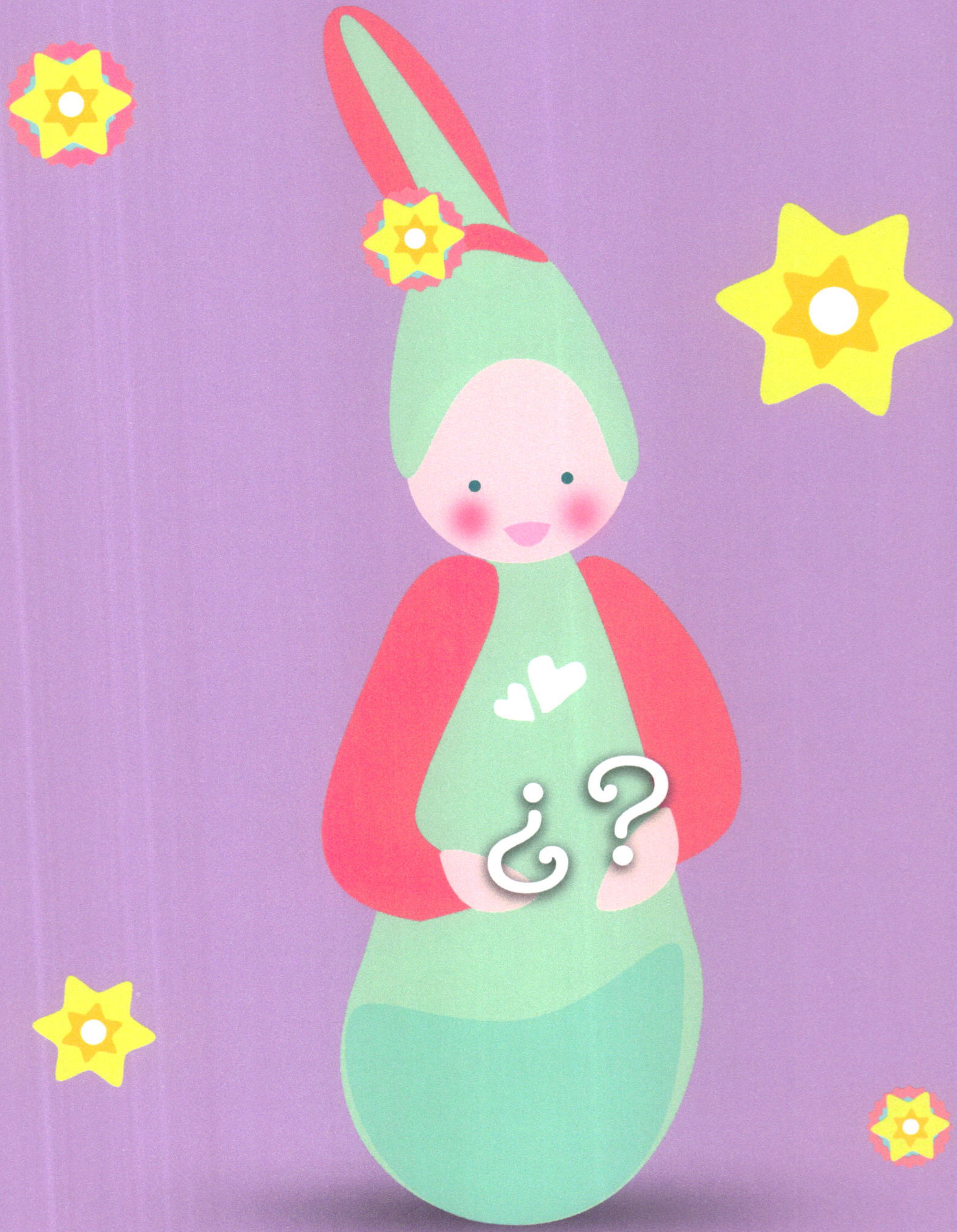

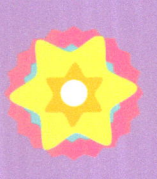

¡Hola!, soy NAIA, la hadita que todo lo pregunta. ¡Me encanta preguntar! De las preguntas aprendo un montón, incluso con las preguntas que yo misma me hago...

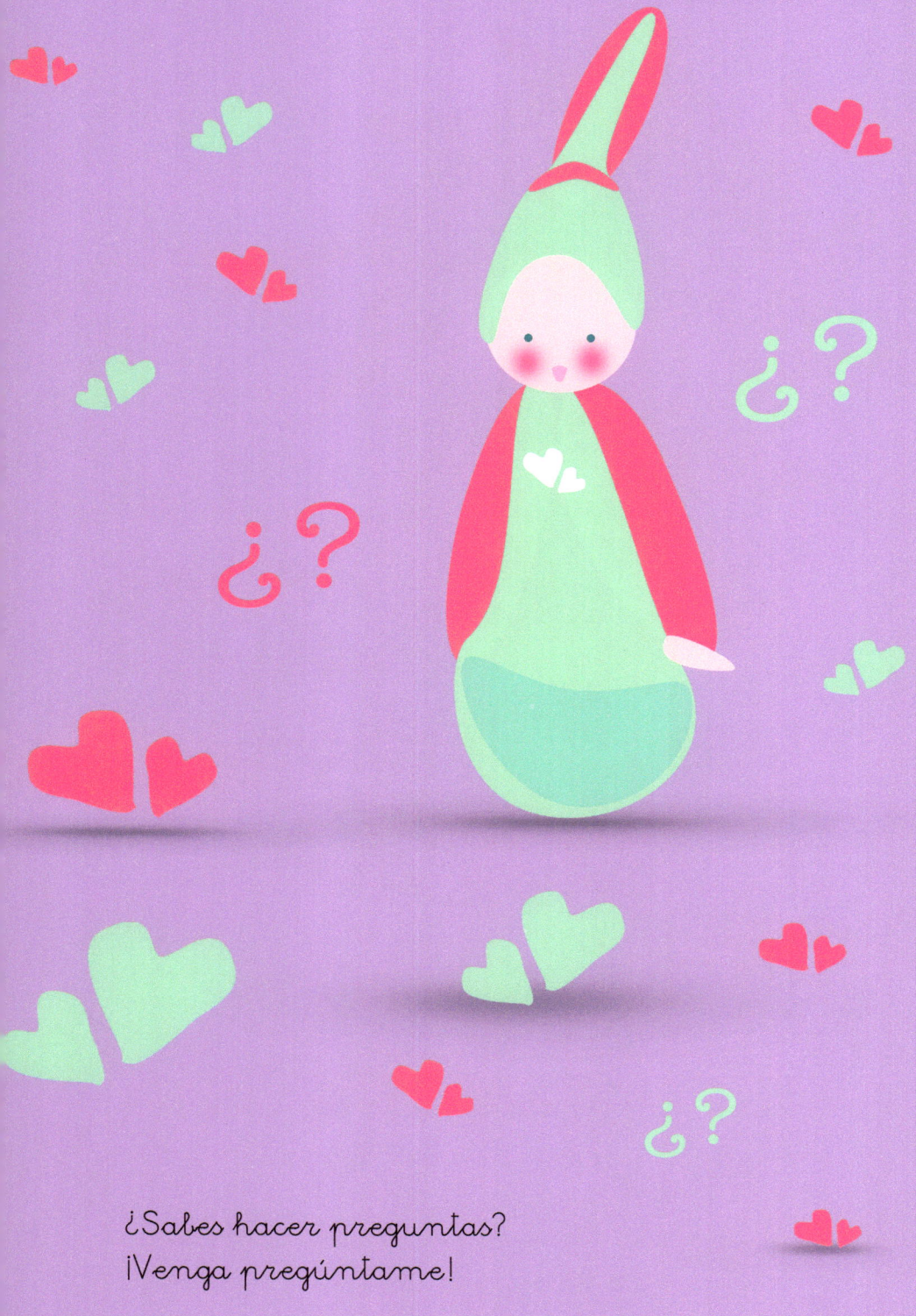

¿Sabes hacer preguntas?
¡Venga pregúntame!

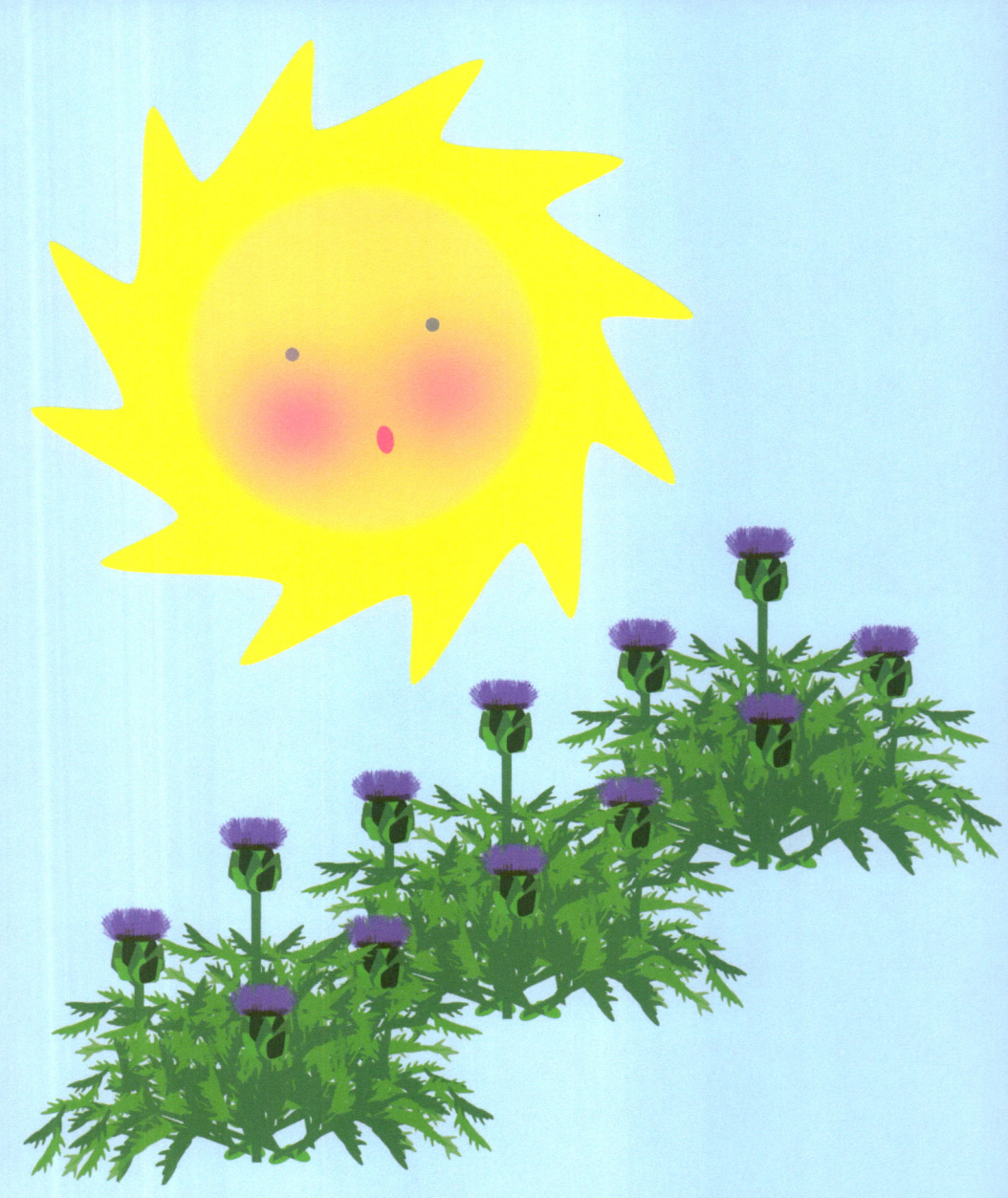

¿Qué ves?, ¿te gusta esta hortaliza?, ¿cómo se llama?
¿Qué sabor tiene?, ¿es dulce?
¿Conoces a alguien que lleve el mismo peinado?, ¿quién?

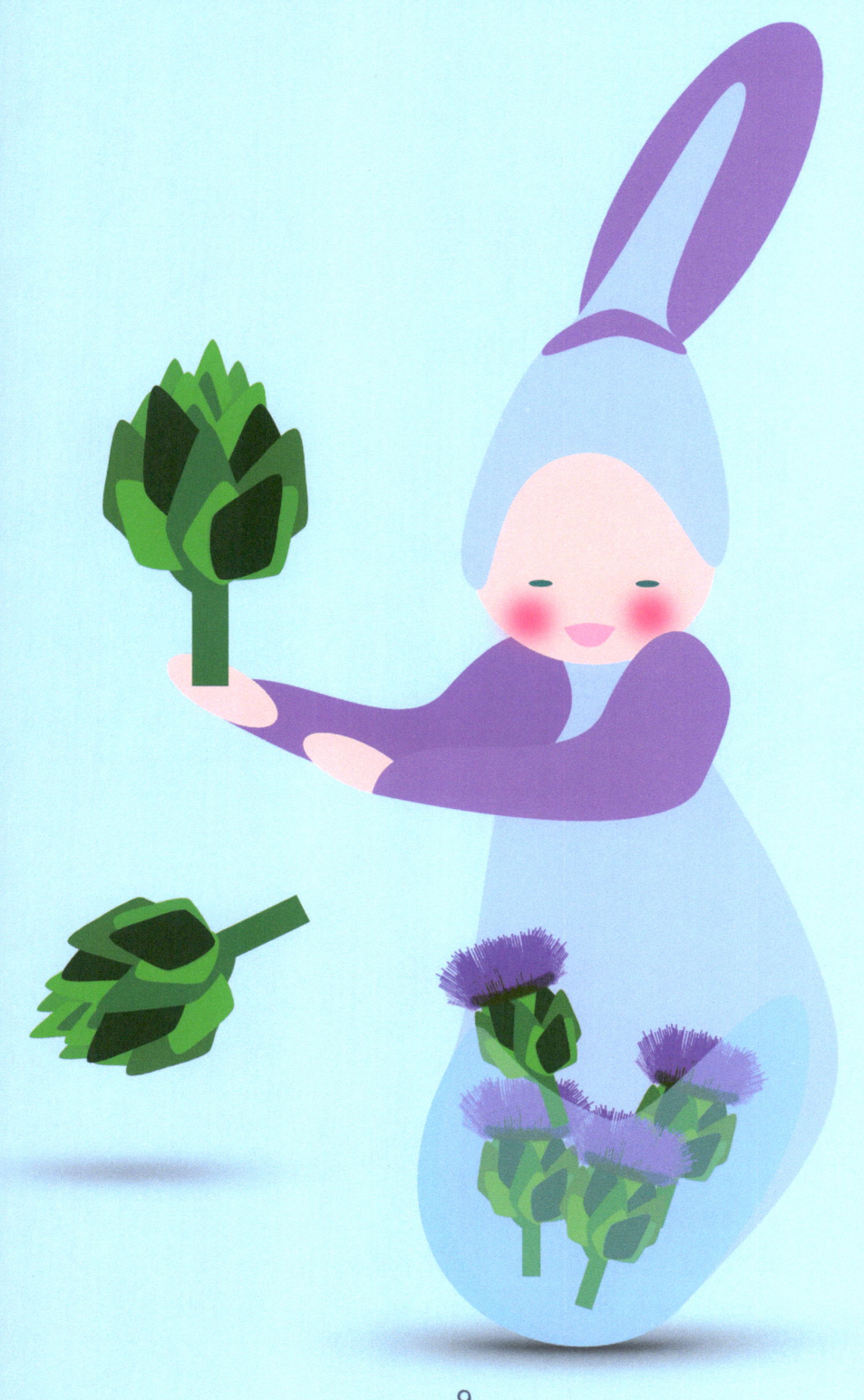

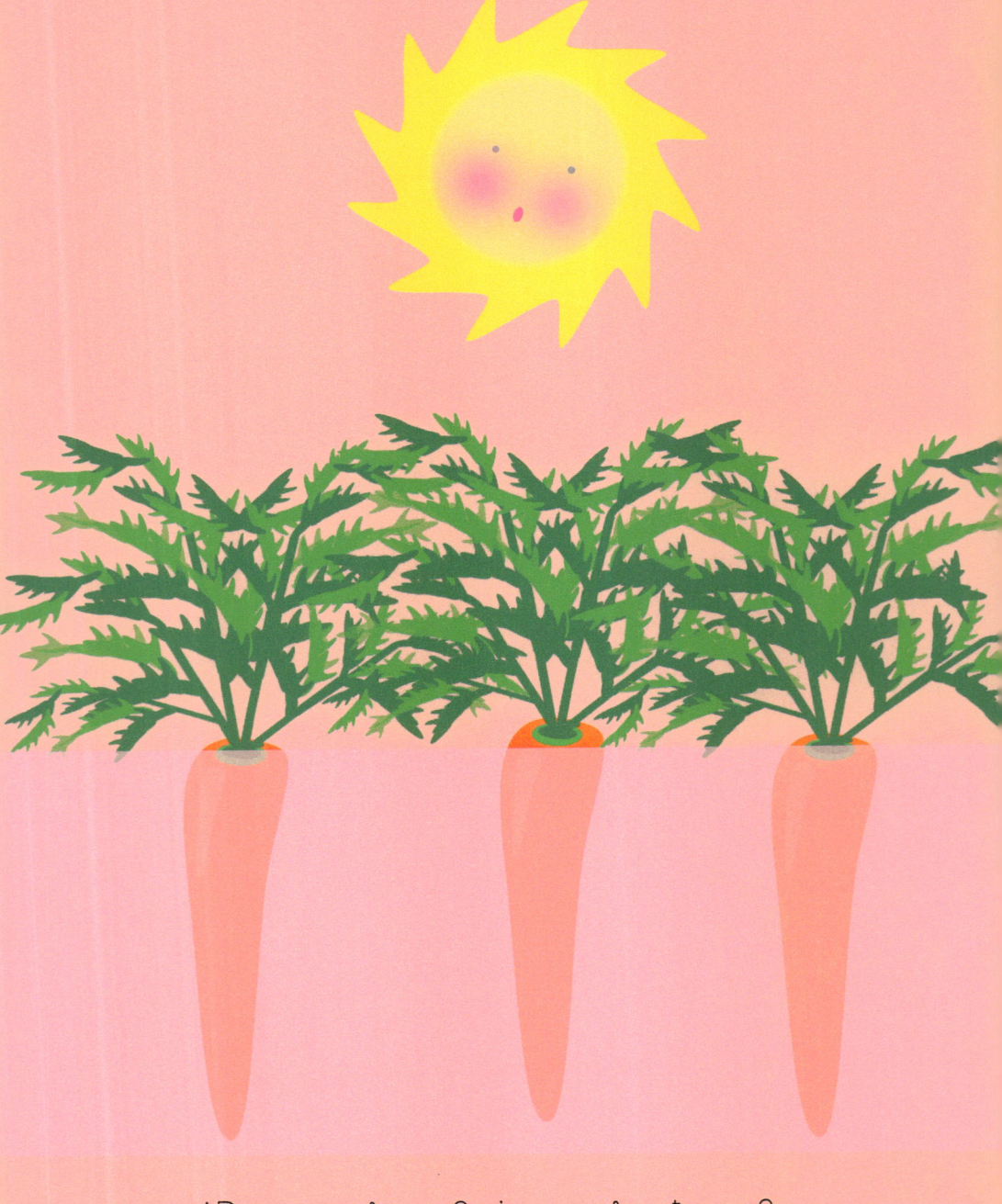

¿De qué color es?, ¿qué sabor tiene?
¿Has probado alguna vez un pastel de
zanahoria?, ¿te gusta?

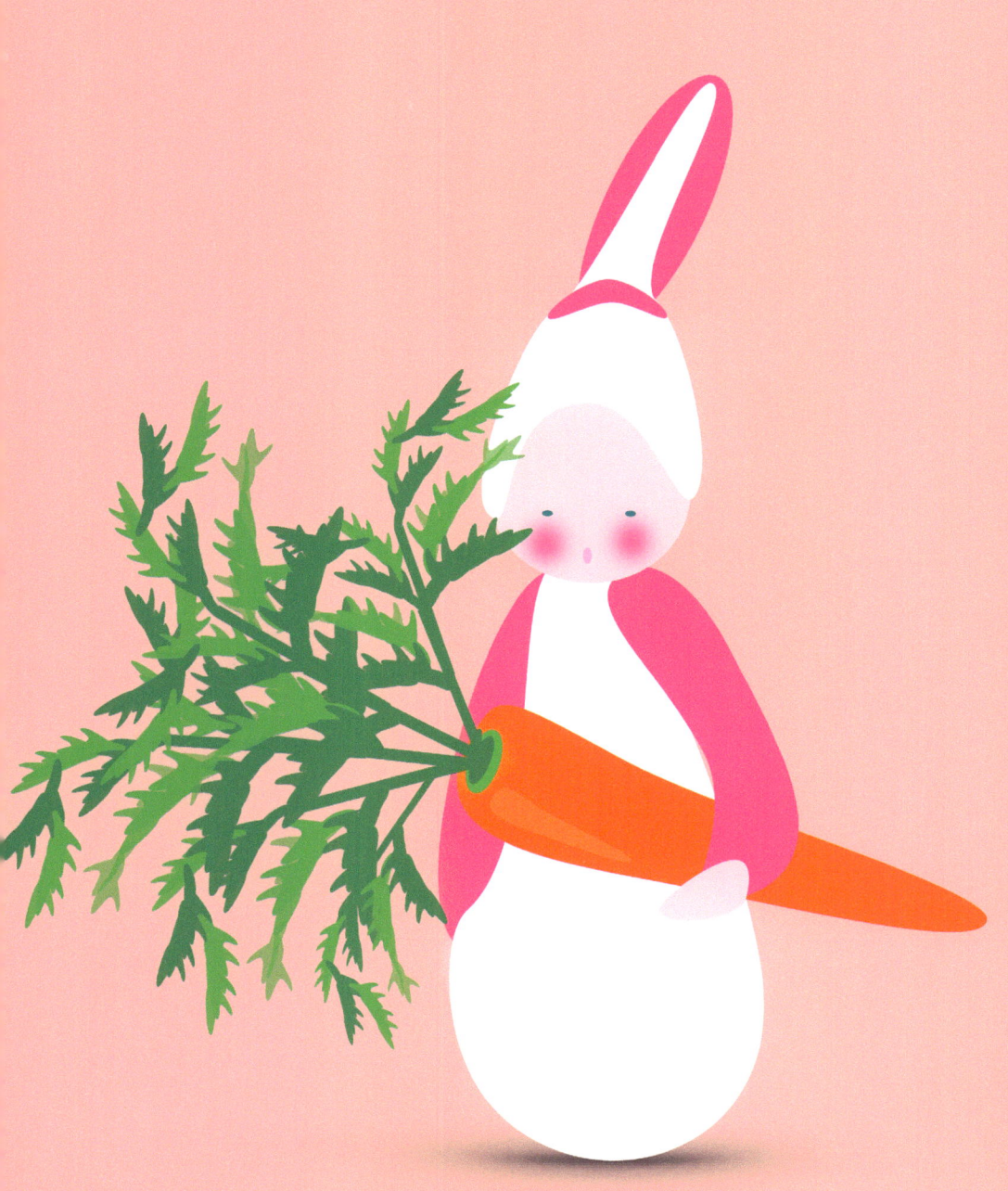

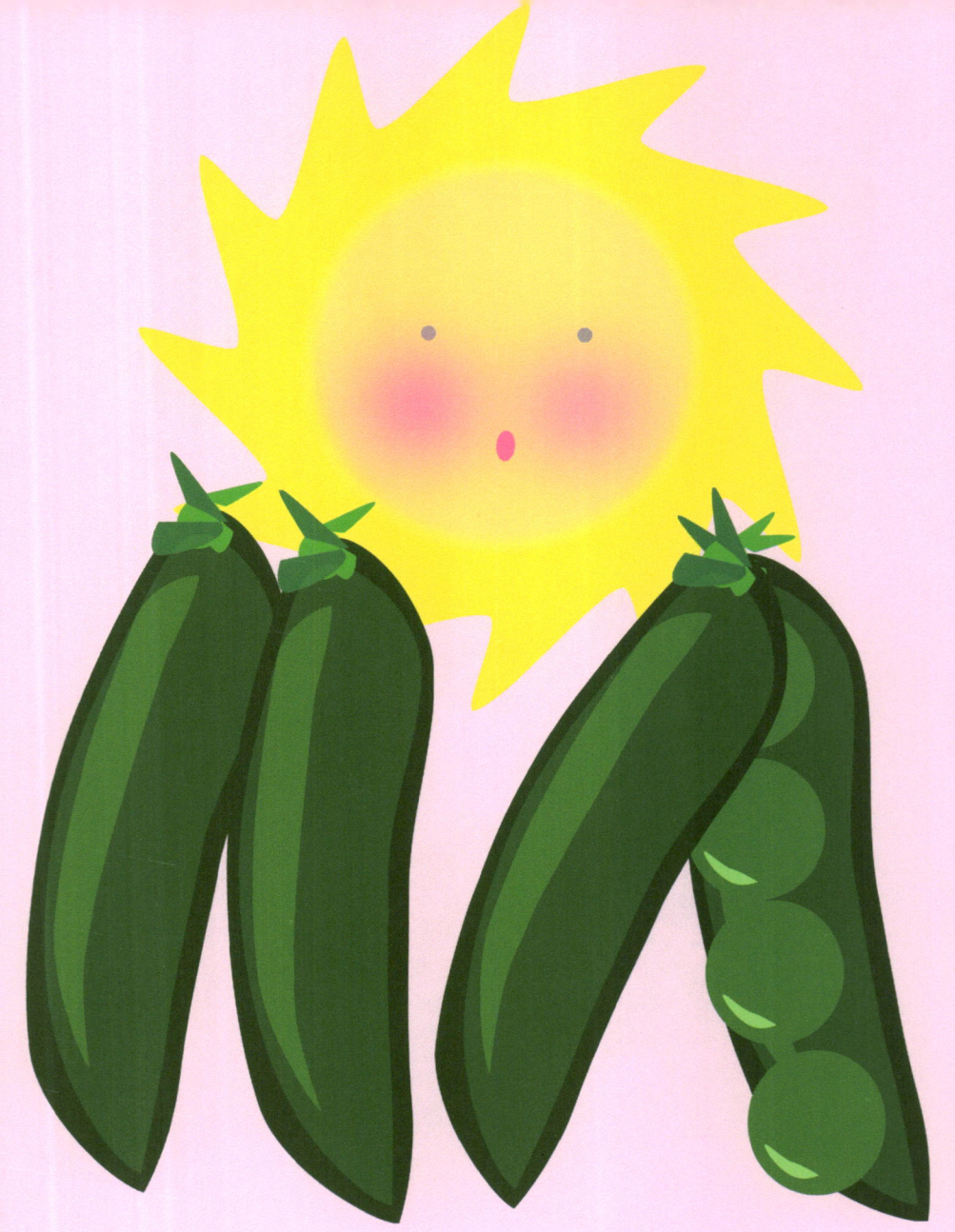

¿Cómo se llama esta hortaliza?
¿Te parece divertida?, ¿por qué?
Es como un tesorito muy bien protegido.
¿Eres tú el tesorito de mamá?, ¿de quién
eres el tesorito?

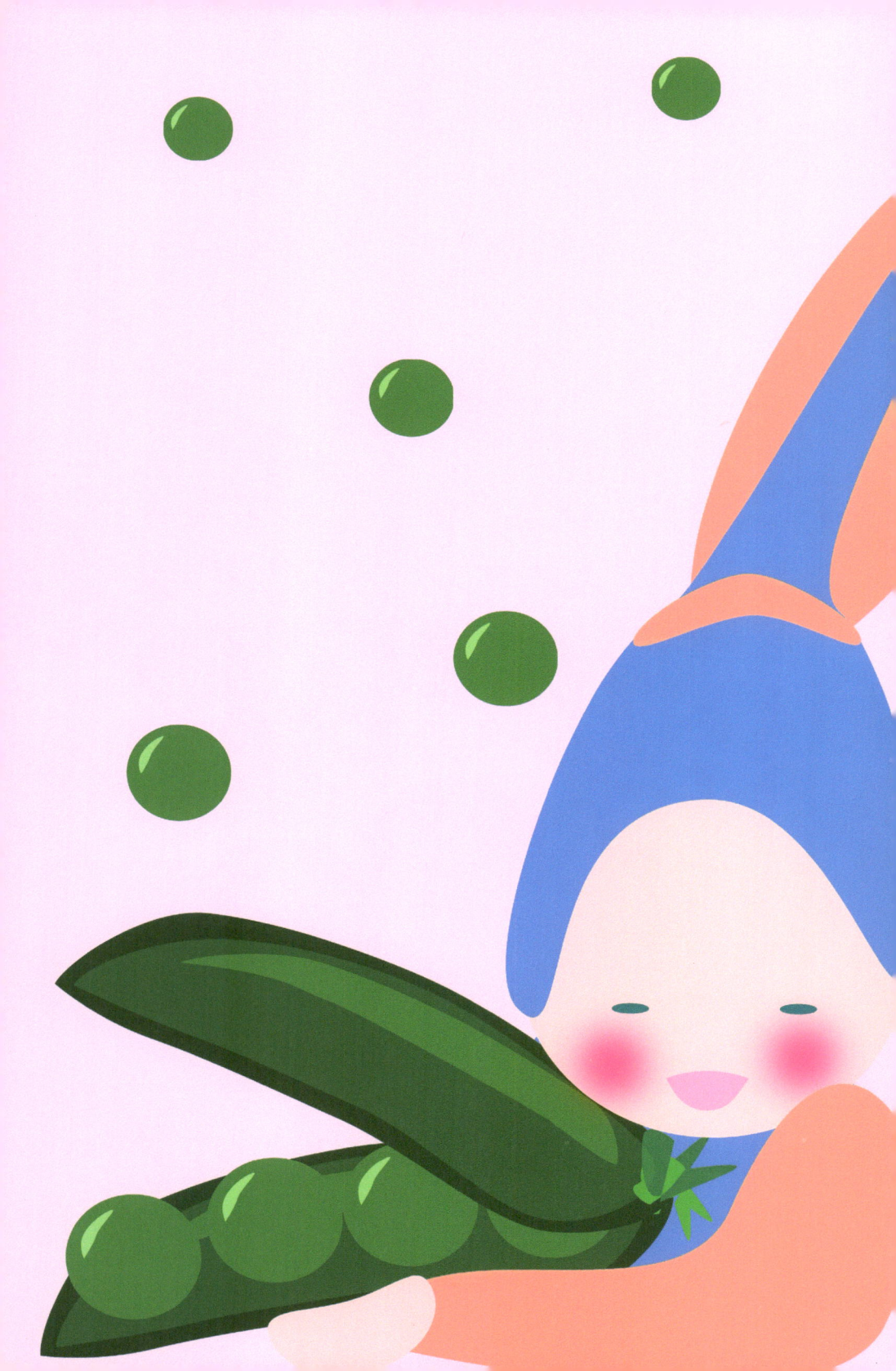

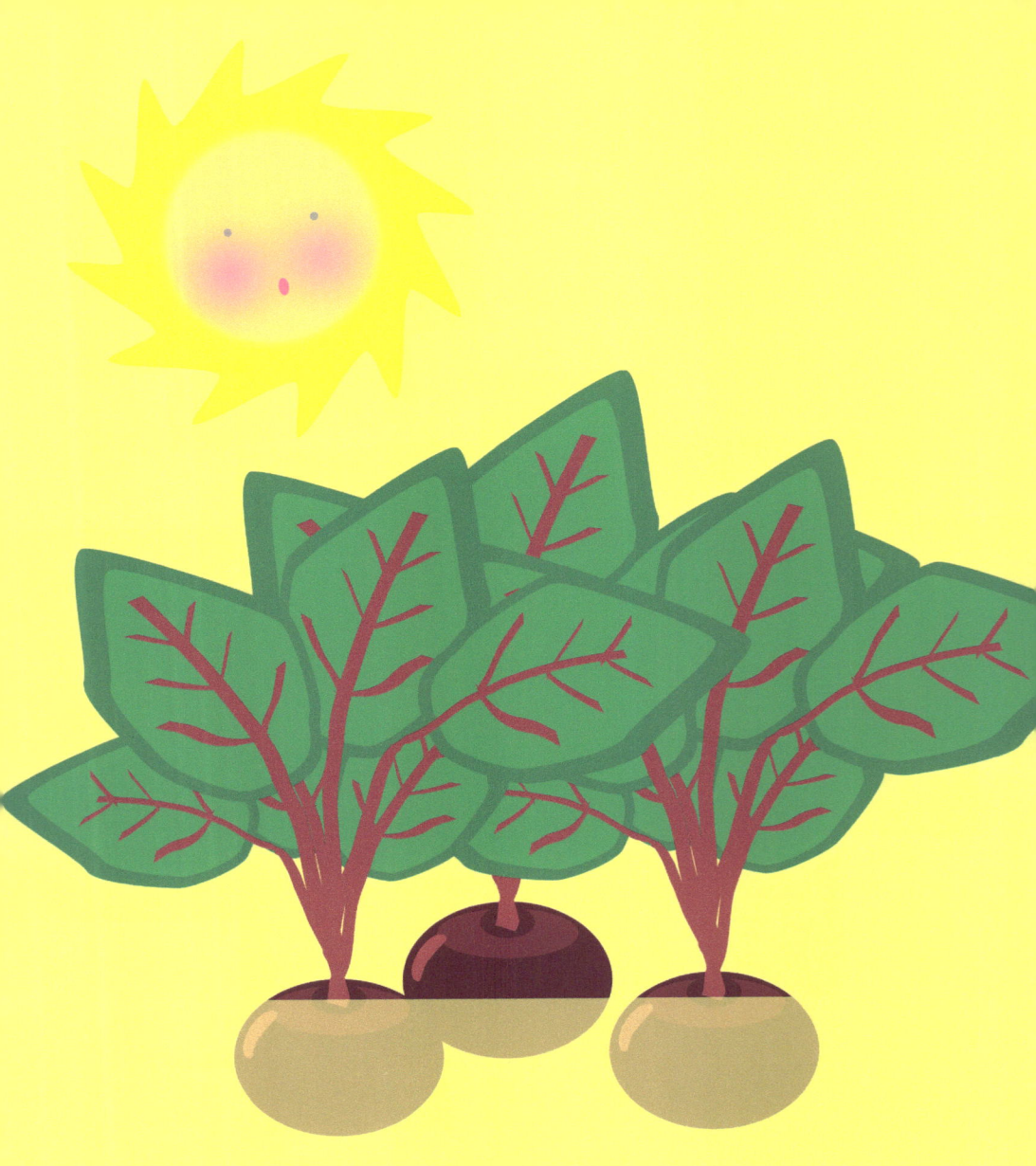

No es roja, no es marrón, ¿de qué color es?
¿Conoces más hortalizas con este color?
¿Es tu hortaliza predilecta?, ¿por qué?

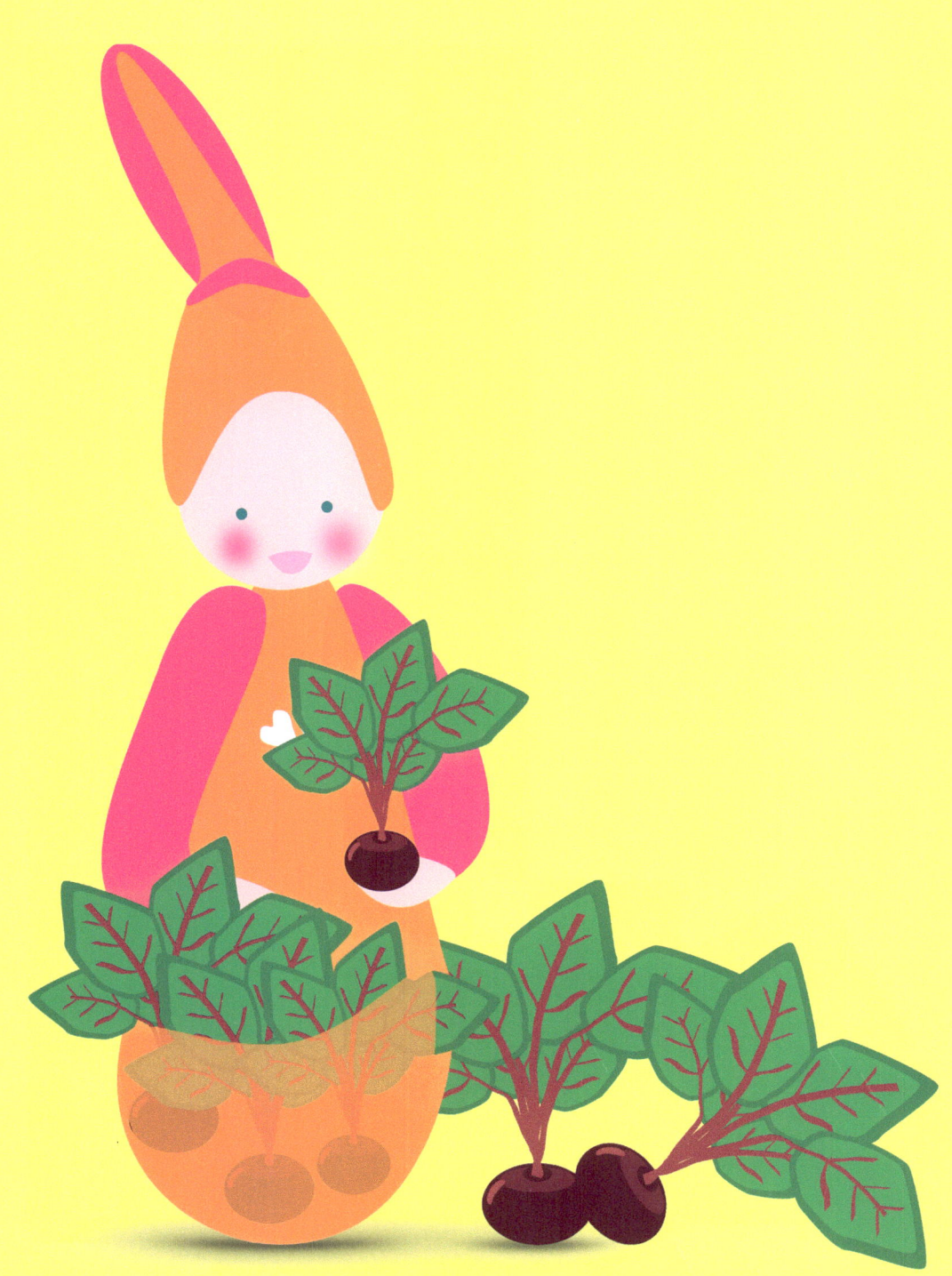

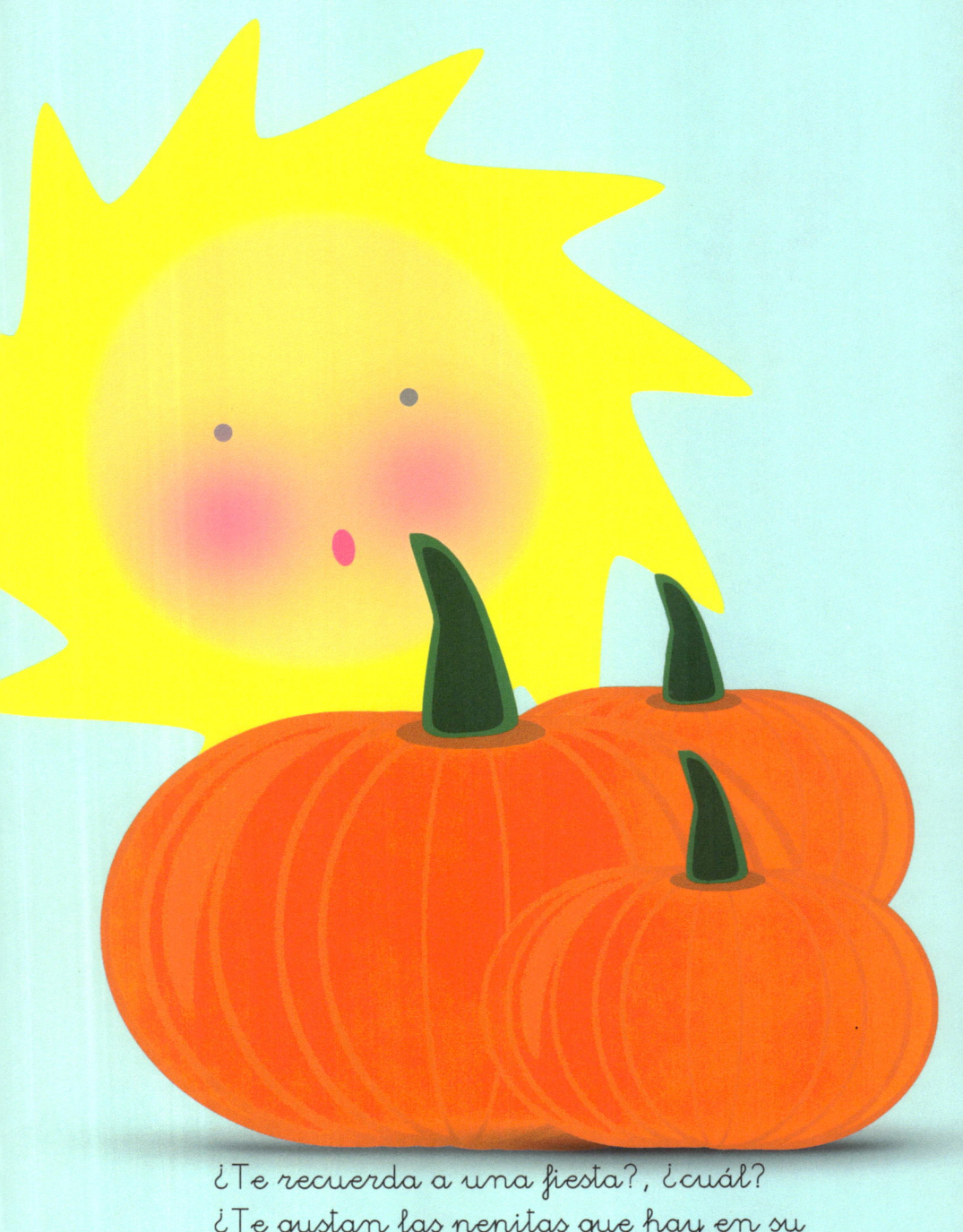

¿Te recuerda a una fiesta?, ¿cuál?
¿Te gustan las pepitas que hay en su
interior?,
¿Sabes de cuántas maneras se puede
cocinar la calabaza?, ¡Cuéntalas!

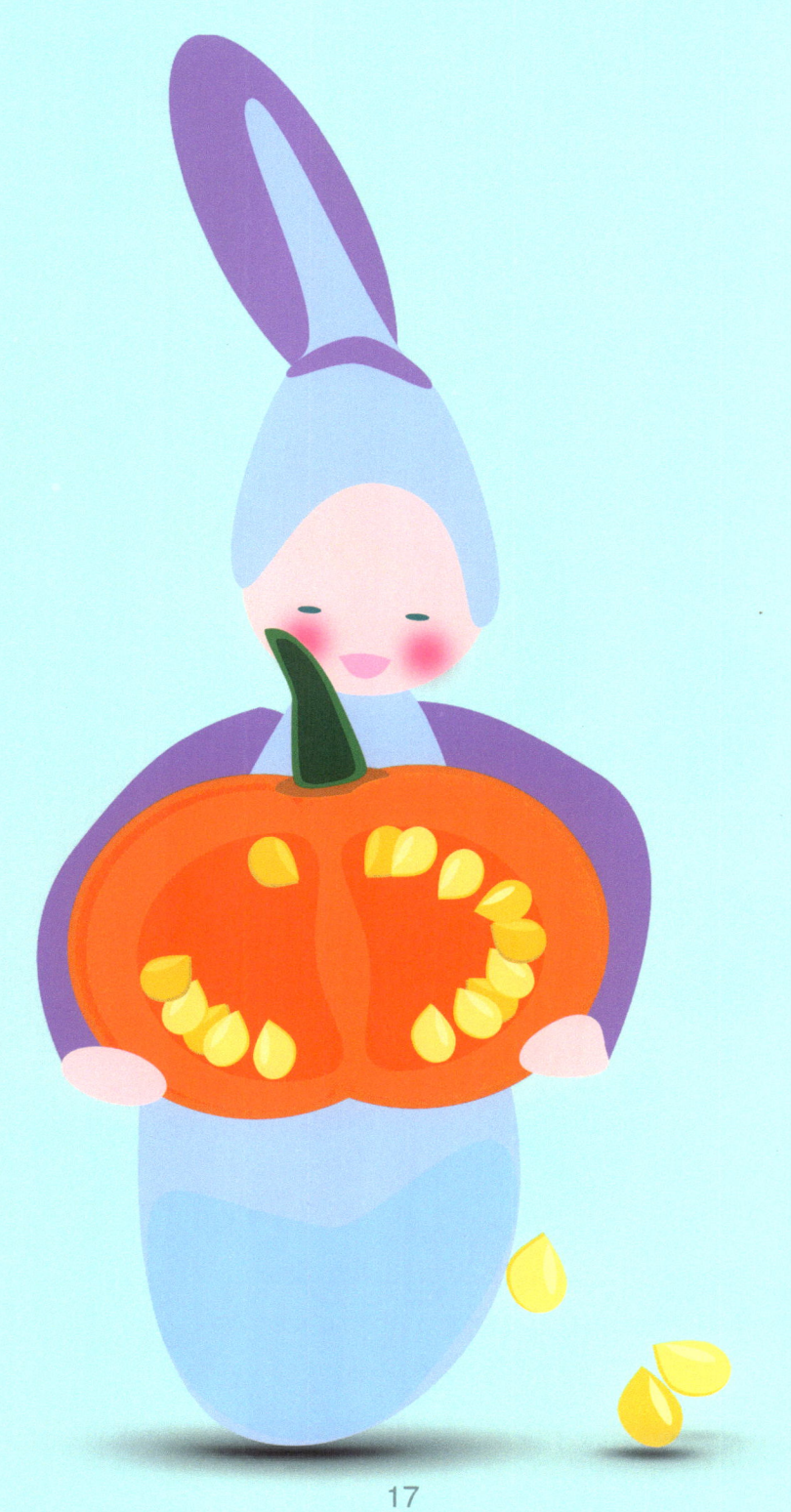

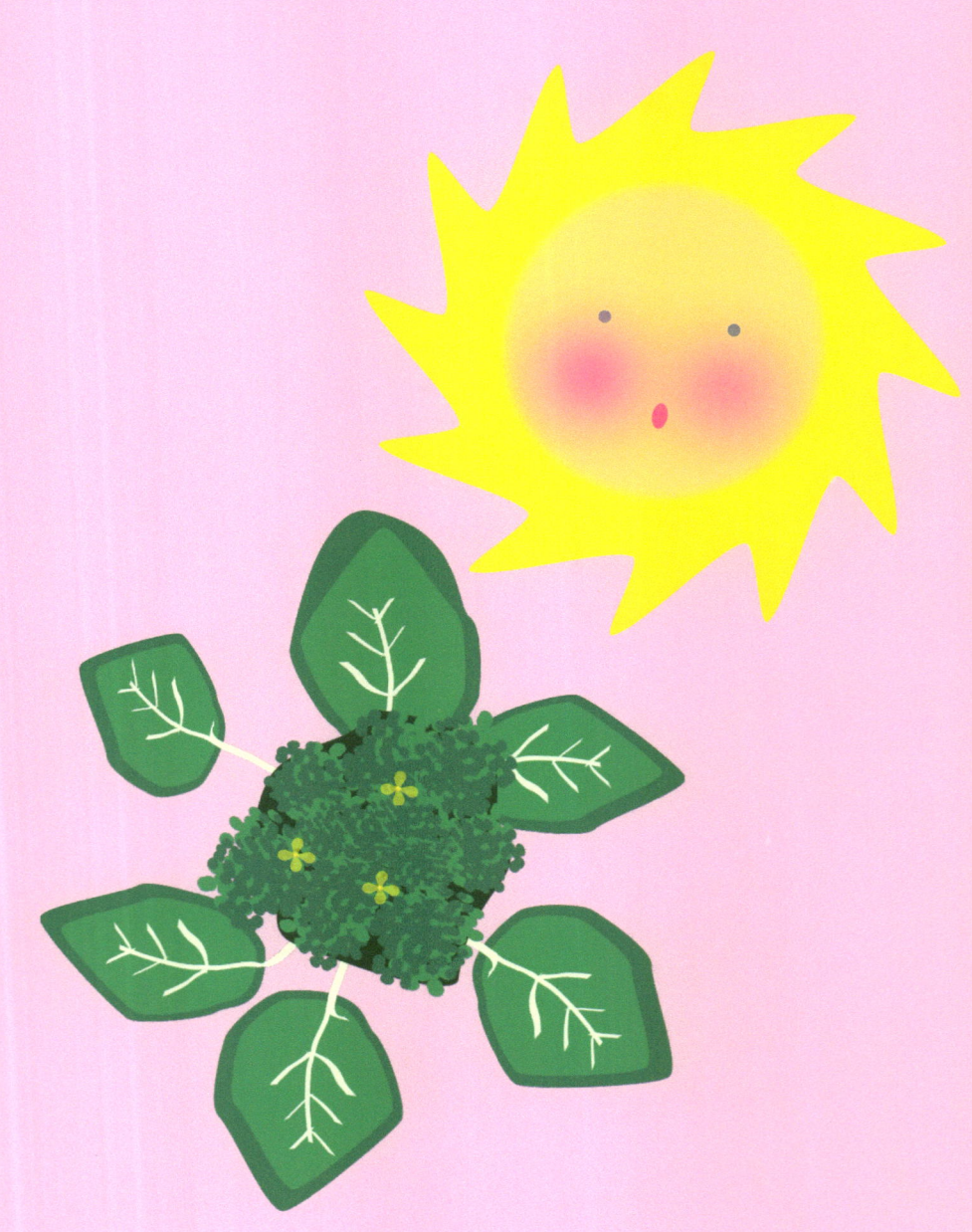

¿Cómo se llama esta hortaliza?
¿Qué otros colores puede tener?
¿Es dulce cómo los besitos de papi?
¿Qué olor tiene?, ¿te gusta?

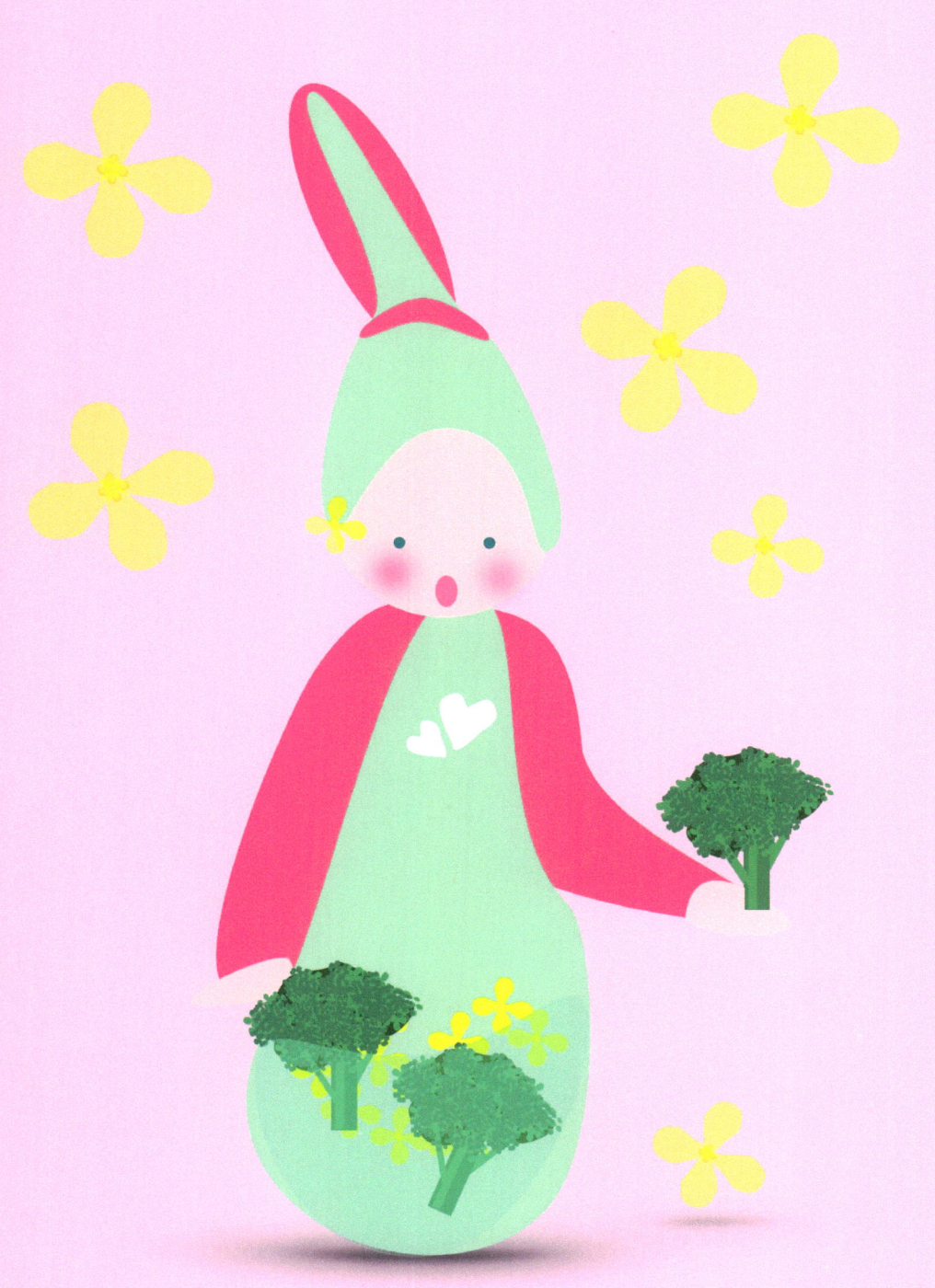

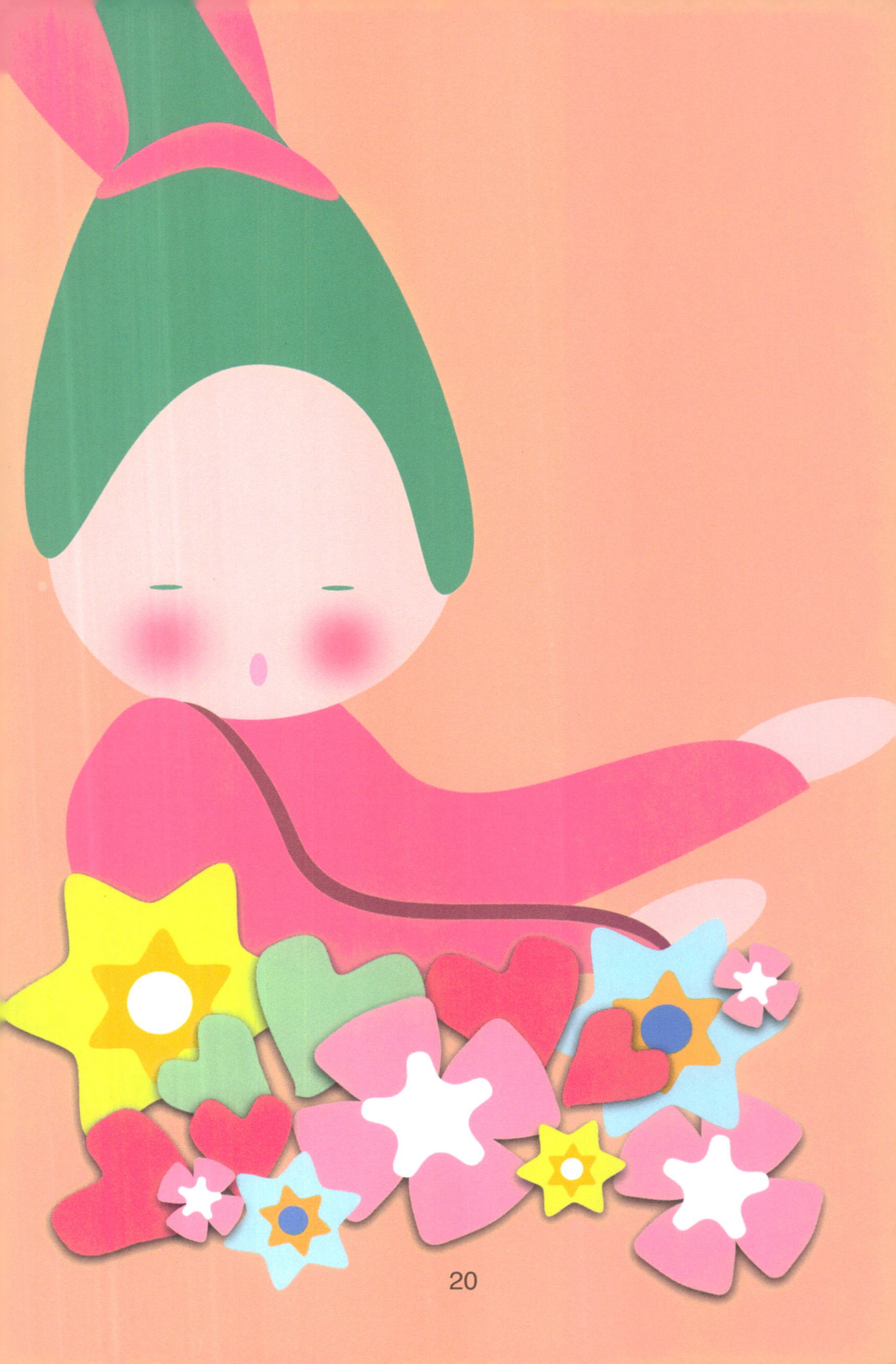

20

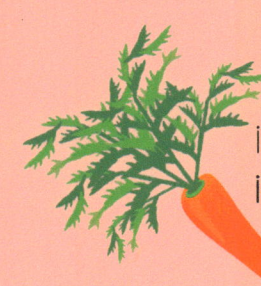

¡Qué piel tan morena!
¡Qué zumo tan dulce!

¡Super digestiva!
¡Super depurativa!

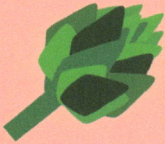

¡Antioxidantes a tope!, así nos
mantendremos jóvenes, fuertes
y sanos

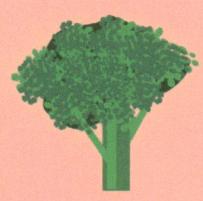

Me hidrata, me
alimenta y me
sienta, ¡más que bien!

Energía, vitaminas
¡Genial para hacer deporte!

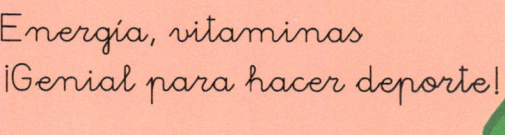

¿Qué hortaliza es?

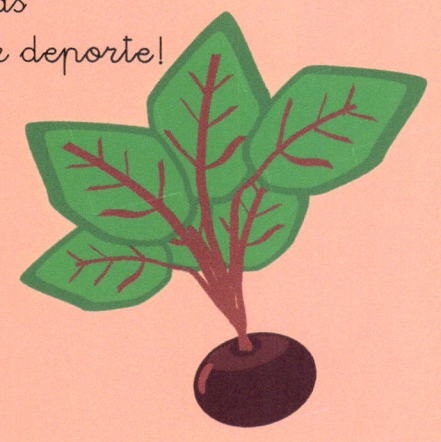

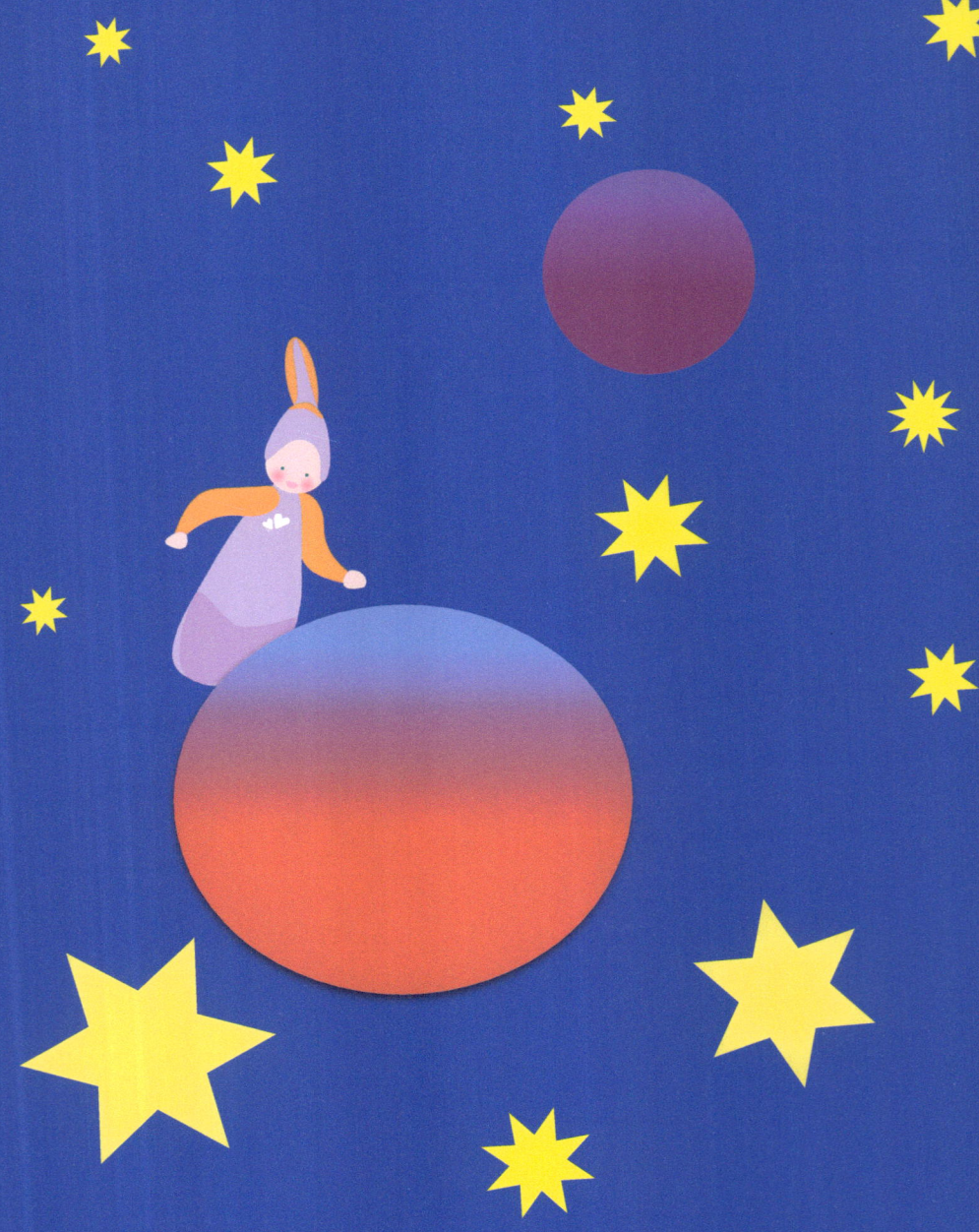

¡Qué bien me siento!, ¡cuánta energía he
recibido de mis hortalizas preferidas!, voy a dar
vueltas y vueltas sin parar.
¿Y tú?, ¿qué vas a hacer con tanta energía?

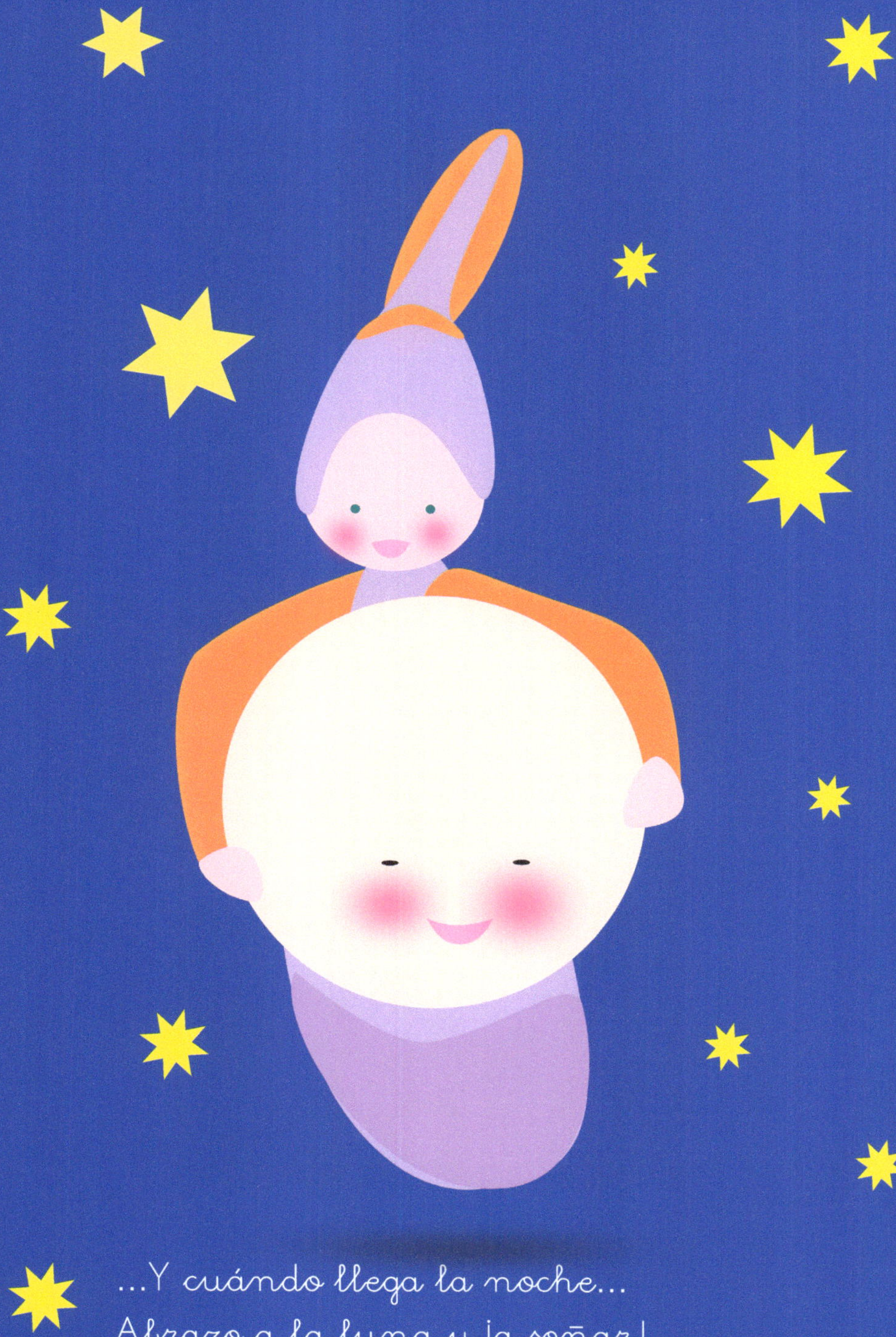

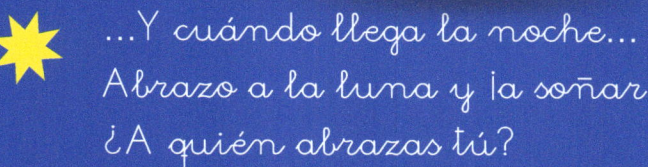

...Y cuándo llega la noche...
Abrazo a la luna y ¡a soñar!
¿A quién abrazas tú?